Registre des présences pour les enseignants

Détails du journal de bord :

Date de début du journal : ....

Numéro de journal de bord : ....

Détails personnels:

Nom: ....

Adresse: ....

....

Adresse e-mail: ....

Numéro de portable: ....

Adresse professionnelle : ....

Période de début : .... Période de fin : ....

Mois & Année:		Missions :	Semaine :					Semaine :				
Sujet:												
Section:												
			Jour	L	M	M	J	V	L	M	M	J	V
Noms des étudiants :	Remarques:		Date										
1.													
2.													
3.													
4.													
5.													
6.													
7.													
8.													
9.													
10.													
11.													
12.													
13.													
14.													
15.													
16.													
17.													
18.													
19.													
20.													
21.													
22.													
23.													
24.													
25.													
26.													
27.													
28.													
29.													
30.													
31.													
32.													
33.													
34.													
35.													
36.													
37.													

Remarques:

Période de début : .... Période de fin : ....

Mois & Année:		Missions :	Semaine :					Semaine :				
Sujet:												
Section:												
			Jour									
Noms des étudiants :	Remarques:		Date	L	M	M	J	V	L	M	M	J	V
1.												
2.												
3.												
4.												
5.												
6.												
7.												
8.												
9.												
10.												
11.												
12.												
13.												
14.												
15.												
16.												
17.												
18.												
19.												
20.												
21.												
22.												
23.												
24.												
25.												
26.												
27.												
28.												
29.												
30.												
31.												
32.												
33.												
34.												
35.												
36.												
37.												

Remarques:

Période de début : .... Période de fin : ....

Mois & Année:		Missions :	Semaine :					Semaine :				
Sujet:												
Section:												
			Jour →	L	M	M	J	V	L	M	M	J	V
Noms des étudiants :	Remarques:	Date →										
1.												
2.												
3.												
4.												
5.												
6.												
7.												
8.												
9.												
10.												
11.												
12.												
13.												
14.												
15.												
16.												
17.												
18.												
19.												
20.												
21.												
22.												
23.												
24.												
25.												
26.												
27.												
28.												
29.												
30.												
31.												
32.												
33.												
34.												
35.												
36.												
37.												

Remarques:

Période de début : .... Période de fin : ....

Mois & Année:
Sujet:
Section:

Missions :

Semaine :   Semaine :

Jour
Date

Noms des étudiants :	Remarques:	L	M	M	J	V	L	M	M	J	V
1.											
2.											
3.											
4.											
5.											
6.											
7.											
8.											
9.											
10.											
11.											
12.											
13.											
14.											
15.											
16.											
17.											
18.											
19.											
20.											
21.											
22.											
23.											
24.											
25.											
26.											
27.											
28.											
29.											
30.											
31.											
32.											
33.											
34.											
35.											
36.											
37.											

Remarques:

Période de début : .... Période de fin : ....

Mois & Année:
Sujet:
Section:

Missions :

Semaine : | Semaine :

Jour →
Date →

Noms des étudiants :	Remarques:	L	M	M	J	V	L	M	M	J	V
1.											
2.											
3.											
4.											
5.											
6.											
7.											
8.											
9.											
10.											
11.											
12.											
13.											
14.											
15.											
16.											
17.											
18.											
19.											
20.											
21.											
22.											
23.											
24.											
25.											
26.											
27.											
28.											
29.											
30.											
31.											
32.											
33.											
34.											
35.											
36.											
37.											

Remarques:

Période de début : .... Période de fin : ....

Mois & Année:		Missions :	Semaine :					Semaine :				
Sujet:												
Section:												
			Jour									
Noms des étudiants :	Remarques:		Date	L	M	M	J	V	L	M	M	J	V
1.													
2.													
3.													
4.													
5.													
6.													
7.													
8.													
9.													
10.													
11.													
12.													
13.													
14.													
15.													
16.													
17.													
18.													
19.													
20.													
21.													
22.													
23.													
24.													
25.													
26.													
27.													
28.													
29.													
30.													
31.													
32.													
33.													
34.													
35.													
36.													
37.													

Remarques:

Période de début : .... Période de fin : ....

Mois & Année:		Missions :	Semaine :					Semaine :				
Sujet:												
Section:												
			Jour	L	M	M	J	V	L	M	M	J	V
Noms des étudiants :	Remarques:		Date										
1.													
2.													
3.													
4.													
5.													
6.													
7.													
8.													
9.													
10.													
11.													
12.													
13.													
14.													
15.													
16.													
17.													
18.													
19.													
20.													
21.													
22.													
23.													
24.													
25.													
26.													
27.													
28.													
29.													
30.													
31.													
32.													
33.													
34.													
35.													
36.													
37.													

Remarques:

Période de début : .... Période de fin : ....

Mois & Année:
Sujet:
Section:

Missions :

Semaine :   Semaine :

Jour →
Date →

L M M J V   L M M J V

Noms des étudiants :	Remarques :
1.	
2.	
3.	
4.	
5.	
6.	
7.	
8.	
9.	
10.	
11.	
12.	
13.	
14.	
15.	
16.	
17.	
18.	
19.	
20.	
21.	
22.	
23.	
24.	
25.	
26.	
27.	
28.	
29.	
30.	
31.	
32.	
33.	
34.	
35.	
36.	
37.	

Remarques:

Période de début : ....   Période de fin : ....

Mois & Année:		Missions :	Semaine :					Semaine :				
Sujet:												
Section:												
			Jour	L	M	M	J	V	L	M	M	J	V
Noms des étudiants :	Remarques:		Date										
1.													
2.													
3.													
4.													
5.													
6.													
7.													
8.													
9.													
10.													
11.													
12.													
13.													
14.													
15.													
16.													
17.													
18.													
19.													
20.													
21.													
22.													
23.													
24.													
25.													
26.													
27.													
28.													
29.													
30.													
31.													
32.													
33.													
34.													
35.													
36.													
37.													

Remarques:

Période de début : .... Période de fin : ....

Mois & Année:
Sujet:
Section:

Missions :

Semaine : Semaine :

Jour →
Date →

L | M | M | J | V | L | M | M | J | V

Noms des étudiants :	Remarques :										
1.											
2.											
3.											
4.											
5.											
6.											
7.											
8.											
9.											
10.											
11.											
12.											
13.											
14.											
15.											
16.											
17.											
18.											
19.											
20.											
21.											
22.											
23.											
24.											
25.											
26.											
27.											
28.											
29.											
30.											
31.											
32.											
33.											
34.											
35.											
36.											
37.											

Remarques:

Période de début : .... Période de fin : ....

Mois & Année:		Missions :	Semaine :					Semaine :				
Sujet:												
Section:												
			Jour →									
Noms des étudiants :	Remarques:		Date →	L	M	M	J	V	L	M	M	J	V
1.												
2.												
3.												
4.												
5.												
6.												
7.												
8.												
9.												
10.												
11.												
12.												
13.												
14.												
15.												
16.												
17.												
18.												
19.												
20.												
21.												
22.												
23.												
24.												
25.												
26.												
27.												
28.												
29.												
30.												
31.												
32.												
33.												
34.												
35.												
36.												
37.												

Remarques:

Période de début : .... Période de fin : ....

Mois & Année:		Missions :	Semaine :	Semaine :
Sujet:				
Section:				

Noms des étudiants :	Remarques:	Jour / Date	L	M	M	J	V	L	M	M	J	V
1.												
2.												
3.												
4.												
5.												
6.												
7.												
8.												
9.												
10.												
11.												
12.												
13.												
14.												
15.												
16.												
17.												
18.												
19.												
20.												
21.												
22.												
23.												
24.												
25.												
26.												
27.												
28.												
29.												
30.												
31.												
32.												
33.												
34.												
35.												
36.												
37.												

Remarques:

Période de début : .... *Période de fin :* ....

Mois & Année:
Sujet:
Section:

Missions :

Semaine : Semaine :

Jour →
Date →

Noms des étudiants :	Remarques:	L	M	M	J	V	L	M	M	J	V
1.											
2.											
3.											
4.											
5.											
6.											
7.											
8.											
9.											
10.											
11.											
12.											
13.											
14.											
15.											
16.											
17.											
18.											
19.											
20.											
21.											
22.											
23.											
24.											
25.											
26.											
27.											
28.											
27.											
30.											
31.											
32.											
33.											
34.											
35.											
36.											
37.											

Remarques:

Période de début : .... Période de fin : ....

Mois & Année:		Missions :	Semaine :					Semaine :				
Sujet:												
Section:												
			Jour	L	M	M	J	V	L	M	M	J	V
Noms des étudiants :	Remarques:		Date										
1.													
2.													
3.													
4.													
5.													
6.													
7.													
8.													
9.													
10.													
11.													
12.													
13.													
14.													
15.													
16.													
17.													
18.													
19.													
20.													
21.													
22.													
23.													
24.													
25.													
26.													
27.													
28.													
29.													
30.													
31.													
32.													
33.													
34.													
35.													
36.													
37.													

Remarques:

Période de début : .... Période de fin : ....

Mois & Année:		Missions :	Semaine :					Semaine :				
Sujet:												
Section:												
			Jour / Date									
Noms des étudiants :	Remarques:		L	M	M	J	V	L	M	M	J	V
1.												
2.												
3.												
4.												
5.												
6.												
7.												
8.												
9.												
10.												
11.												
12.												
13.												
14.												
15.												
16.												
17.												
18.												
19.												
20.												
21.												
22.												
23.												
24.												
25.												
26.												
27.												
28.												
29.												
30.												
31.												
32.												
33.												
34.												
35.												
36.												
37.												

Remarques:

Période de début : .... Période de fin : ....

Mois & Année:			Missions :	Semaine :					Semaine :				
Sujet:													
Section:													
Noms des étudiants :	Remarques:	Jour / Date		L	M	M	J	V	L	M	M	J	V
1.													
2.													
3.													
4.													
5.													
6.													
7.													
8.													
9.													
10.													
11.													
12.													
13.													
14.													
15.													
16.													
17.													
18.													
19.													
20.													
21.													
22.													
23.													
24.													
25.													
26.													
27.													
28.													
29.													
30.													
31.													
32.													
33.													
34.													
35.													
36.													
37.													

Remarques:

Période de début : .... Période de fin : ....

Mois & Année:		Missions :	Semaine :					Semaine :				
Sujet:												
Section:												
			Jour	L	M	M	J	V	L	M	M	J	V
Noms des étudiants :	Remarques:		Date										
1.													
2.													
3.													
4.													
5.													
6.													
7.													
8.													
9.													
10.													
11.													
12.													
13.													
14.													
15.													
16.													
17.													
18.													
19.													
20.													
21.													
22.													
23.													
24.													
25.													
26.													
27.													
28.													
29.													
30.													
31.													
32.													
33.													
34.													
35.													
36.													
37.													

Remarques:

Période de début : .... Période de fin : ....

Mois & Année:
Sujet:
Section:

Missions :

Semaine :   Semaine :

Jour
Date

Noms des étudiants :	Remarques:	L	M	M	J	V	L	M	M	J	V
1.											
2.											
3.											
4.											
5.											
6.											
7.											
8.											
9.											
10.											
11.											
12.											
13.											
14.											
15.											
16.											
17.											
18.											
19.											
20.											
21.											
22.											
23.											
24.											
25.											
26.											
27.											
28.											
29.											
30.											
31.											
32.											
33.											
34.											
35.											
36.											
37.											

Remarques:

Période de début : .... Période de fin : ....

Mois & Année:		Missions :	Semaine :					Semaine :				
Sujet:												
Section:												
			Jour →					L	M	M	J	V
Noms des étudiants :	Remarques :		Date →	L	M	M	J	V				
1.												
2.												
3.												
4.												
5.												
6.												
7.												
8.												
9.												
10.												
11.												
12.												
13.												
14.												
15.												
16.												
17.												
18.												
19.												
20.												
21.												
22.												
23.												
24.												
25.												
26.												
27.												
28.												
29.												
30.												
31.												
32.												
33.												
34.												
35.												
36.												
37.												

Remarques :

Période de début : .... Période de fin : ....

Mois & Année:		Missions :	Semaine :	Semaine :
Sujet:				
Section:				

		Jour	L	M	M	J	V	L	M	M	J	V
Noms des étudiants :	Remarques:	Date										
1.												
2.												
3.												
4.												
5.												
6.												
7.												
8.												
9.												
10.												
11.												
12.												
13.												
14.												
15.												
16.												
17.												
18.												
19.												
20.												
21.												
22.												
23.												
24.												
25.												
26.												
27.												
28.												
29.												
30.												
31.												
32.												
33.												
34.												
35.												
36.												
37.												

Remarques:

Période de début : .... Période de fin : ....

Mois & Année:			Missions :	Semaine :					Semaine :				
Sujet:													
Section:		Jour		L	M	M	J	V	L	M	M	J	V
Noms des étudiants :	Remarques:	Date											
1.													
2.													
3.													
4.													
5.													
6.													
7.													
8.													
9.													
10.													
11.													
12.													
13.													
14.													
15.													
16.													
17.													
18.													
19.													
20.													
21.													
22.													
23.													
24.													
25.													
26.													
27.													
28.													
29.													
30.													
31.													
32.													
33.													
34.													
35.													
36.													
37.													

Remarques:

Période de début : .... Période de fin : ....

Mois & Année:		Missions :	Semaine :					Semaine :				
Sujet:												
Section:												
			Jour →	L	M	M	J	V	L	M	M	J	V
Noms des étudiants :	Remarques:	Date →										
1.												
2.												
3.												
4.												
5.												
6.												
7.												
8.												
9.												
10.												
11.												
12.												
13.												
14.												
15.												
16.												
17.												
18.												
19.												
20.												
21.												
22.												
23.												
24.												
25.												
26.												
27.												
28.												
29.												
30.												
31.												
32.												
33.												
34.												
35.												
36.												
37.												

Remarques:

Période de début : .... Période de fin : ....

Mois & Année:		Missions :	Semaine :					Semaine :				
Sujet:												
Section:												
			Jour									
Noms des étudiants :	Remarques:		Date	L	M	M	J	V	L	M	M	J	V
1.												
2.												
3.												
4.												
5.												
6.												
7.												
8.												
9.												
10.												
11.												
12.												
13.												
14.												
15.												
16.												
17.												
18.												
19.												
20.												
21.												
22.												
23.												
24.												
25.												
26.												
27.												
28.												
29.												
30.												
31.												
32.												
33.												
34.												
35.												
36.												
37.												

Remarques:

Période de début : .... Période de fin : ....

Mois & Année:		Missions :	Semaine :	Semaine :
Sujet:				
Section:				

Noms des étudiants :	Remarques:	Jour →	L	M	M	J	V	L	M	M	J	V
		Date →										
1.													
2.													
3.													
4.													
5.													
6.													
7.													
8.													
9.													
10.													
11.													
12.													
13.													
14.													
15.													
16.													
17.													
18.													
19.													
20.													
21.													
22.													
23.													
24.													
25.													
26.													
27.													
28.													
29.													
30.													
31.													
32.													
33.													
34.													
35.													
36.													
37.													

Remarques:

Période de début : .... Période de fin : ....

Mois & Année:		Missions :	Semaine :					Semaine :				
Sujet:												
Section:												
		Jour ↗ Date ↗	L	M	M	J	V	L	M	M	J	V
Noms des étudiants :	Remarques:											
1.												
2.												
3.												
4.												
5.												
6.												
7.												
8.												
9.												
10.												
11.												
12.												
13.												
14.												
15.												
16.												
17.												
18.												
19.												
20.												
21.												
22.												
23.												
24.												
25.												
26.												
27.												
28.												
29.												
30.												
31.												
32.												
33.												
34.												
35.												
36.												
37.												

Remarques:

Période de début : .... Période de fin : ....

Mois & Année:		*Missions :*	Semaine :					Semaine :				
Sujet:												
Section:												
			Jour →	L	M	M	J	V	L	M	M	J	V
Noms des étudiants :	Remarques:		Date →										
1.													
2.													
3.													
4.													
5.													
6.													
7.													
8.													
9.													
10.													
11.													
12.													
13.													
14.													
15.													
16.													
17.													
18.													
19.													
20.													
21.													
22.													
23.													
24.													
25.													
26.													
27.													
28.													
29.													
30.													
31.													
32.													
33.													
34.													
35.													
36.													
37.													

Remarques:

Période de début : ....   Période de fin : ....

Mois & Année:		Missions :	Semaine :					Semaine :				
Sujet:												
Section:												
		Jour / Date	L	M	M	J	V	L	M	M	J	V
Noms des étudiants :	Remarques:											
1.												
2.												
3.												
4.												
5.												
6.												
7.												
8.												
9.												
10.												
11.												
12.												
13.												
14.												
15.												
16.												
17.												
18.												
19.												
20.												
21.												
22.												
23.												
24.												
25.												
26.												
27.												
28.												
29.												
30.												
31.												
32.												
33.												
34.												
35.												
36.												
37.												

Remarques:

Période de début : .... Période de fin : ....

Mois & Année:
Sujet:
Section:

Missions :

Semaine :   Semaine :

Jour →
Date →

L M M J V L M M J V

Noms des étudiants :   Remarques:

1.
2.
3.
4.
5.
6.
7.
8.
9.
10.
11.
12.
13.
14.
15.
16.
17.
18.
19.
20.
21.
22.
23.
24.
25.
26.
27.
28.
29.
30.
31.
32.
33.
34.
35.
36.
37.

Remarques:

Période de début : .... Période de fin : ....

Mois & Année:		Missions :	Semaine :	Semaine :
Sujet:				
Section:				

Noms des étudiants :	Remarques:	Jour → Date →	L M M J V	L M M J V
1.				
2.				
3.				
4.				
5.				
6.				
7.				
8.				
9.				
10.				
11.				
12.				
13.				
14.				
15.				
16.				
17.				
18.				
19.				
20.				
21.				
22.				
23.				
24.				
25.				
26.				
27.				
28.				
29.				
30.				
31.				
32.				
33.				
34.				
35.				
36.				
37.				

Remarques:

Période de début : .... Période de fin : ....

Mois & Année:		Missions :	Semaine :					Semaine :				
Sujet:												
Section:			Jour →									
			Date →	L	M	M	J	V	L	M	M	J	V
Noms des étudiants :	Remarques:												
1.													
2.													
3.													
4.													
5.													
6.													
7.													
8.													
9.													
10.													
11.													
12.													
13.													
14.													
15.													
16.													
17.													
18.													
19.													
20.													
21.													
22.													
23.													
24.													
25.													
26.													
27.													
28.													
29.													
30.													
31.													
32.													
33.													
34.													
35.													
36.													
37.													

Remarques:

Période de début : .... Période de fin : ....

Mois & Année:		Missions :	Semaine :					Semaine :				
Sujet:												
Section:												
Noms des étudiants :	Remarques:	Jour / Date	L	M	M	J	V	L	M	M	J	V
1.												
2.												
3.												
4.												
5.												
6.												
7.												
8.												
9.												
10.												
11.												
12.												
13.												
14.												
15.												
16.												
17.												
18.												
19.												
20.												
21.												
22.												
23.												
24.												
25.												
26.												
27.												
28.												
29.												
30.												
31.												
32.												
33.												
34.												
35.												
36.												
37.												

Remarques:

Période de début : .... Période de fin : ....

Mois & Année:		Missions :	Semaine :					Semaine :				
Sujet:												
Section:												
			Jour →	L	M	M	J	V	L	M	M	J	V
Noms des étudiants :	Remarques:	Date →											
1.													
2.													
3.													
4.													
5.													
6.													
7.													
8.													
9.													
10.													
11.													
12.													
13.													
14.													
15.													
16.													
17.													
18.													
19.													
20.													
21.													
22.													
23.													
24.													
25.													
26.													
27.													
28.													
29.													
30.													
31.													
32.													
33.													
34.													
35.													
36.													
37.													

Remarques:

Période de début : .... Période de fin : ....

Mois & Année:
Sujet:
Section:

Missions :

Semaine :   Semaine :

Jour →
Date →

L M M J V   L M M J V

Noms des étudiants :   Remarques:

1.
2.
3.
4.
5.
6.
7.
8.
9.
10.
11.
12.
13.
14.
15.
16.
17.
18.
19.
20.
21.
22.
23.
24.
25.
26.
27.
28.
29.
30.
31.
32.
33.
34.
35.
36.
37.

Remarques:

Période de début : .... Période de fin : ....

Mois & Année:		Missions :	Semaine :					Semaine :				
Sujet:												
Section:												
			Jour	L	M	M	J	V	L	M	M	J	V
Noms des étudiants :	Remarques:	Date											
1.													
2.													
3.													
4.													
5.													
6.													
7.													
8.													
9.													
10.													
11.													
12.													
13.													
14.													
15.													
16.													
17.													
18.													
19.													
20.													
21.													
22.													
23.													
24.													
25.													
26.													
27.													
28.													
29.													
30.													
31.													
32.													
33.													
34.													
35.													
36.													
37.													

Remarques:

Période de début : .... Période de fin : ....

Mois & Année:		Missions :	Semaine :					Semaine :				
Sujet:												
Section:												
Noms des étudiants :	Remarques:	Jour → Date →	L	M	M	J	V	L	M	M	J	V
1.												
2.												
3.												
4.												
5.												
6.												
7.												
8.												
9.												
10.												
11.												
12.												
13.												
14.												
15.												
16.												
17.												
18.												
19.												
20.												
21.												
22.												
23.												
24.												
25.												
26.												
27.												
28.												
29.												
30.												
31.												
32.												
33.												
34.												
35.												
36.												
37.												

Remarques:

Période de début : .... Période de fin : ....

Mois & Année:		Missions :	Semaine :	Semaine :
Sujet:				
Section:				

Noms des étudiants :	Remarques:	Jour →	L	M	M	J	V	L	M	M	J	V
		Date →										
1.													
2.													
3.													
4.													
5.													
6.													
7.													
8.													
9.													
10.													
11.													
12.													
13.													
14.													
15.													
16.													
17.													
18.													
19.													
20.													
21.													
22.													
23.													
24.													
25.													
26.													
27.													
28.													
29.													
30.													
31.													
32.													
33.													
34.													
35.													
36.													
37.													

Remarques:

Période de début : .... Période de fin : ....

Mois & Année:		Missions :	Semaine :					Semaine :				
Sujet:												
Section:												
			Jour →					L	M	M	J	V
Noms des étudiants :	Remarques:		Date →	L	M	M	J	V				
1.												
2.												
3.												
4.												
5.												
6.												
7.												
8.												
9.												
10.												
11.												
12.												
13.												
14.												
15.												
16.												
17.												
18.												
19.												
20.												
21.												
22.												
23.												
24.												
25.												
26.												
27.												
28.												
29.												
30.												
31.												
32.												
33.												
34.												
35.												
36.												
37.												

Remarques:

Période de début : .... Période de fin : ....

Mois & Année:		Missions :	Semaine :					Semaine :				
Sujet:												
Section:												
			L	M	M	J	V	L	M	M	J	V
Noms des étudiants :	Remarques:	Jour / Date										
1.												
2.												
3.												
4.												
5.												
6.												
7.												
8.												
9.												
10.												
11.												
12.												
13.												
14.												
15.												
16.												
17.												
18.												
19.												
20.												
21.												
22.												
23.												
24.												
25.												
26.												
27.												
28.												
29.												
30.												
31.												
32.												
33.												
34.												
35.												
36.												
37.												

Remarques:

Période de début : .... Période de fin : ....

Mois & Année:
Sujet:
Section:

Missions :

Semaine :   Semaine :

Jour →
Date →

Noms des étudiants :	Remarques:		L	M	M	J	V	L	M	M	J	V
1.												
2.												
3.												
4.												
5.												
6.												
7.												
8.												
9.												
10.												
11.												
12.												
13.												
14.												
15.												
16.												
17.												
18.												
19.												
20.												
21.												
22.												
23.												
24.												
25.												
26.												
27.												
28.												
29.												
30.												
31.												
32.												
33.												
34.												
35.												
36.												
37.												

Remarques:

Période de début : .... Période de fin : ....

Mois & Année:		Missions :	Semaine :					Semaine :				
Sujet:												
Section:												
Noms des étudiants :	Remarques:	Jour → Date →	L	M	M	J	V	L	M	M	J	V
1.												
2.												
3.												
4.												
5.												
6.												
7.												
8.												
9.												
10.												
11.												
12.												
13.												
14.												
15.												
16.												
17.												
18.												
19.												
20.												
21.												
22.												
23.												
24.												
25.												
26.												
27.												
28.												
29.												
30.												
31.												
32.												
33.												
34.												
35.												
36.												
37.												

Remarques:

Période de début : .... Période de fin : ....

Mois & Année:		Missions :	Semaine :					Semaine :				
Sujet:												
Section:												
			L	M	M	J	V	L	M	M	J	V
Noms des étudiants :	Remarques:	Jour / Date										
1.												
2.												
3.												
4.												
5.												
6.												
7.												
8.												
9.												
10.												
11.												
12.												
13.												
14.												
15.												
16.												
17.												
18.												
19.												
20.												
21.												
22.												
23.												
24.												
25.												
26.												
27.												
28.												
29.												
30.												
31.												
32.												
33.												
34.												
35.												
36.												
37.												

Remarques:

Période de début : .... Période de fin : ....

Mois & Année:		Missions :	Semaine :					Semaine :				
Sujet:												
Section:												
			Jour									
Noms des étudiants :	Remarques:		Date	L	M	M	J	V	L	M	M	J	V
1.												
2.												
3.												
4.												
5.												
6.												
7.												
8.												
9.												
10.												
11.												
12.												
13.												
14.												
15.												
16.												
17.												
18.												
19.												
20.												
21.												
22.												
23.												
24.												
25.												
26.												
27.												
28.												
29.												
30.												
31.												
32.												
33.												
34.												
35.												
36.												
37.												

Remarques:

Période de début : .... Période de fin : ....

Mois & Année:
Sujet:
Section:

Missions :

Semaine :　　　　　Semaine :

Noms des étudiants :	Remarques :	Jour → Date →	L	M	M	J	V	L	M	M	J	V
1.												
2.												
3.												
4.												
5.												
6.												
7.												
8.												
9.												
10.												
11.												
12.												
13.												
14.												
15.												
16.												
17.												
18.												
19.												
20.												
21.												
22.												
23.												
24.												
25.												
26.												
27.												
28.												
29.												
30.												
31.												
32.												
33.												
34.												
35.												
36.												
37.												

Remarques:

Période de début : .... Période de fin : ....

Mois & Année:		Missions :	Semaine :					Semaine :				
Sujet:												
Section:												
			Jour →	L	M	M	J	V	L	M	M	J	V
Noms des étudiants :	Remarques:		Date →										
1.													
2.													
3.													
4.													
5.													
6.													
7.													
8.													
9.													
10.													
11.													
12.													
13.													
14.													
15.													
16.													
17.													
18.													
19.													
20.													
21.													
22.													
23.													
24.													
25.													
26.													
27.													
28.													
29.													
30.													
31.													
32.													
33.													
34.													
35.													
36.													
37.													

Remarques:

Période de début : .... Période de fin : ....

Mois & Année:		Missions :	Semaine :	Semaine :
Sujet:				
Section:				

Noms des étudiants :	Remarques :	Jour → Date →	L	M	M	J	V	L	M	M	J	V
1.												
2.												
3.												
4.												
5.												
6.												
7.												
8.												
9.												
10.												
11.												
12.												
13.												
14.												
15.												
16.												
17.												
18.												
19.												
20.												
21.												
22.												
23.												
24.												
25.												
26.												
27.												
28.												
29.												
30.												
31.												
32.												
33.												
34.												
35.												
36.												
37.												

Remarques :

Période de début : .... Période de fin : ....

Mois & Année:		Missions :	Semaine :					Semaine :				
Sujet:												
Section:												
			Jour →									
Noms des étudiants :	Remarques:		Date →	L	M	M	J	V	L	M	M	J	V
1.												
2.												
3.												
4.												
5.												
6.												
7.												
8.												
9.												
10.												
11.												
12.												
13.												
14.												
15.												
16.												
17.												
18.												
19.												
20.												
21.												
22.												
23.												
24.												
25.												
26.												
27.												
28.												
29.												
30.												
31.												
32.												
33.												
34.												
35.												
36.												
37.												

Remarques:

Période de début : .... Période de fin : ....

Mois & Année:		Missions	Semaine :					Semaine :				
Sujet:												
Section:												
		Jour → Date →	L	M	M	J	V	L	M	M	J	V
Noms des étudiants :	Remarques:											
1.												
2.												
3.												
4.												
5.												
6.												
7.												
8.												
9.												
10.												
11.												
12.												
13.												
14.												
15.												
16.												
17.												
18.												
19.												
20.												
21.												
22.												
23.												
24.												
25.												
26.												
27.												
28.												
29.												
30.												
31.												
32.												
33.												
34.												
35.												
36.												
37.												

Remarques:

Période de début : .... Période de fin : ....

Mois & Année:		Missions :	Semaine :	Semaine :
Sujet:				
Section:				

Noms des étudiants :	Remarques:	Jour → Date →	L M M J V	L M M J V
1.				
2.				
3.				
4.				
5.				
6.				
7.				
8.				
9.				
10.				
11.				
12.				
13.				
14.				
15.				
16.				
17.				
18.				
19.				
20.				
21.				
22.				
23.				
24.				
25.				
26.				
27.				
28.				
29.				
30.				
31.				
32.				
33.				
34.				
35.				
36.				
37.				

Remarques:

Période de début : .... Période de fin : ....

Mois & Année:		Missions :	Semaine :					Semaine :				
Sujet:												
Section:												
			Jour →									
Noms des étudiants :	Remarques:		Date →	L	M	M	J	V	L	M	M	J	V
1.												
2.												
3.												
4.												
5.												
6.												
7.												
8.												
9.												
10.												
11.												
12.												
13.												
14.												
15.												
16.												
17.												
18.												
19.												
20.												
21.												
22.												
23.												
24.												
25.												
26.												
27.												
28.												
29.												
30.												
31.												
32.												
33.												
34.												
35.												
36.												
37.												

Remarques:

Période de début : .... Période de fin : ....

Mois & Année:		Missions :	Semaine :	Semaine :
Sujet:				
Section:				

Noms des étudiants :	Remarques :	Jour → Date →	L	M	M	J	V	L	M	M	J	V
1.												
2.												
3.												
4.												
5.												
6.												
7.												
8.												
9.												
10.												
11.												
12.												
13.												
14.												
15.												
16.												
17.												
18.												
19.												
20.												
21.												
22.												
23.												
24.												
25.												
26.												
27.												
28.												
29.												
30.												
31.												
32.												
33.												
34.												
35.												
36.												
37.												

Remarques :

Période de début : ....   Période de fin : ....

Mois & Année:
Sujet:
Section:

Missions :

Semaine :   Semaine :

Jour → | L | M | M | J | V | L | M | M | J | V
Date →

Noms des étudiants :	Remarques :
1.	
2.	
3.	
4.	
5.	
6.	
7.	
8.	
9.	
10.	
11.	
12.	
13.	
14.	
15.	
16.	
17.	
18.	
19.	
20.	
21.	
22.	
23.	
24.	
25.	
26.	
27.	
28.	
29.	
30.	
31.	
32.	
33.	
34.	
35.	
36.	
37.	

Remarques :

Période de début : .... Période de fin : ....

Mois & Année:		Missions :	Semaine :					Semaine :				
Sujet:												
Section:												
Noms des étudiants :	Remarques:	Jour / Date	L	M	M	J	V	L	M	M	J	V
1.												
2.												
3.												
4.												
5.												
6.												
7.												
8.												
9.												
10.												
11.												
12.												
13.												
14.												
15.												
16.												
17.												
18.												
19.												
20.												
21.												
22.												
23.												
24.												
25.												
26.												
27.												
28.												
29.												
30.												
31.												
32.												
33.												
34.												
35.												
36.												
37.												

Remarques:

Période de début : .... Période de fin : ....

Mois & Année:		Missions :	Semaine :					Semaine :				
Sujet:												
Section:												
			Jour →	L	M	M	J	V	L	M	M	J	V
Noms des étudiants :	Remarques:		Date →										
1.													
2.													
3.													
4.													
5.													
6.													
7.													
8.													
9.													
10.													
11.													
12.													
13.													
14.													
15.													
16.													
17.													
18.													
19.													
20.													
21.													
22.													
23.													
24.													
25.													
26.													
27.													
28.													
29.													
30.													
31.													
32.													
33.													
34.													
35.													
36.													
37.													

Remarques:

Période de début : .... Période de fin : ....

Mois & Année:
Sujet:
Section:

Missions :

Semaine :   Semaine :

Jour →   L | M | M | J | V | L | M | M | J | V
Date →

Noms des étudiants :	Remarques:										
1.											
2.											
3.											
4.											
5.											
6.											
7.											
8.											
9.											
10.											
11.											
12.											
13.											
14.											
15.											
16.											
17.											
18.											
19.											
20.											
21.											
22.											
23.											
24.											
25.											
26.											
27.											
28.											
29.											
30.											
31.											
32.											
33.											
34.											
35.											
36.											
37.											

Remarques:

Période de début : .... Période de fin : ....

Mois & Année:		Missions :	Semaine :					Semaine :				
Sujet:												
Section:												
			Jour / Date	L	M	M	J	V	L	M	M	J	V
Noms des étudiants :	Remarques:												
1.													
2.													
3.													
4.													
5.													
6.													
7.													
8.													
9.													
10.													
11.													
12.													
13.													
14.													
15.													
16.													
17.													
18.													
19.													
20.													
21.													
22.													
23.													
24.													
25.													
26.													
27.													
28.													
29.													
30.													
31.													
32.													
33.													
34.													
35.													
36.													
37.													

Remarques:

Période de début : .... Période de fin : ....

Mois & Année:		Missions :	Semaine :	Semaine :
Sujet:				
Section:				

Noms des étudiants :	Remarques:	Jour → Date →	L M M J V	L M M J V
1.				
2.				
3.				
4.				
5.				
6.				
7.				
8.				
9.				
10.				
11.				
12.				
13.				
14.				
15.				
16.				
17.				
18.				
19.				
20.				
21.				
22.				
23.				
24.				
25.				
26.				
27.				
28.				
29.				
30.				
31.				
32.				
33.				
34.				
35.				
36.				
37.				

Remarques:

Période de début : .... Période de fin : ....

Mois & Année:		Missions :	Semaine :	Semaine :
Sujet:				
Section:				

Noms des étudiants :	Remarques:	Jour → Date →	L M M J V	L M M J V
1.				
2.				
3.				
4.				
5.				
6.				
7.				
8.				
9.				
10.				
11.				
12.				
13.				
14.				
15.				
16.				
17.				
18.				
19.				
20.				
21.				
22.				
23.				
24.				
25.				
26.				
27.				
28.				
29.				
30.				
31.				
32.				
33.				
34.				
35.				
36.				
37.				

Remarques:

Période de début : ....   Période de fin : ....

Mois & Année:		Missions :	Semaine :					Semaine :				
Sujet:												
Section:												
		Jour →	L	M	M	J	V	L	M	M	J	V
Noms des étudiants :	Remarques:	Date →										
1.												
2.												
3.												
4.												
5.												
6.												
7.												
8.												
9.												
10.												
11.												
12.												
13.												
14.												
15.												
16.												
17.												
18.												
19.												
20.												
21.												
22.												
23.												
24.												
25.												
26.												
27.												
28.												
29.												
30.												
31.												
32.												
33.												
34.												
35.												
36.												
37.												

Remarques:

Période de début : .... Période de fin : ....

Mois & Année:
Sujet:
Section:

Missions :

Semaine :   Semaine :

Noms des étudiants : | Remarques: | Jour / Date | L M M J V | L M M J V

1.
2.
3.
4.
5.
6.
7.
8.
9.
10.
11.
12.
13.
14.
15.
16.
17.
18.
19.
20.
21.
22.
23.
24.
25.
26.
27.
28.
29.
30.
31.
32.
33.
34.
35.
36.
37.

Remarques:

Période de début : .... Période de fin : ....

Mois & Année:		Missions :	Semaine :					Semaine :				
Sujet:												
Section:												
			Jour →									
Noms des étudiants :	Remarques:		Date →	L	M	M	J	V	L	M	M	J	V
1.												
2.												
3.												
4.												
5.												
6.												
7.												
8.												
9.												
10.												
11.												
12.												
13.												
14.												
15.												
16.												
17.												
18.												
19.												
20.												
21.												
22.												
23.												
24.												
25.												
26.												
27.												
28.												
29.												
30.												
31.												
32.												
33.												
34.												
35.												
36.												
37.												

Remarques:

Période de début : .... Période de fin : ....

Mois & Année:		Missions :	Semaine :	Semaine :
Sujet:				
Section:				

Noms des étudiants :	Remarques:	Jour → Date →	L	M	M	J	V	L	M	M	J	V
1.													
2.													
3.													
4.													
5.													
6.													
7.													
8.													
9.													
10.													
11.													
12.													
13.													
14.													
15.													
16.													
17.													
18.													
19.													
20.													
21.													
22.													
23.													
24.													
25.													
26.													
27.													
28.													
29.													
30.													
31.													
32.													
33.													
34.													
35.													
36.													
37.													

Remarques:

Période de début : .... Période de fin : ....

Mois & Année:		Missions :	Semaine :					Semaine :				
Sujet:												
Section:												
			L	M	M	J	V	L	M	M	J	V
Noms des étudiants :	Remarques :	Jour ↗ Date ↗										
1.												
2.												
3.												
4.												
5.												
6.												
7.												
8.												
9.												
10.												
11.												
12.												
13.												
14.												
15.												
16.												
17.												
18.												
19.												
20.												
21.												
22.												
23.												
24.												
25.												
26.												
27.												
28.												
29.												
30.												
31.												
32.												
33.												
34.												
35.												
36.												
37.												

Remarques :

Période de début : .... Période de fin : ....

Mois & Année:		Missions :	Semaine :					Semaine :				
Sujet:												
Section:												
			Jour	L	M	M	J	V	L	M	M	J	V
Noms des étudiants :	Remarques:		Date										
1.													
2.													
3.													
4.													
5.													
6.													
7.													
8.													
9.													
10.													
11.													
12.													
13.													
14.													
15.													
16.													
17.													
18.													
19.													
20.													
21.													
22.													
23.													
24.													
25.													
26.													
27.													
28.													
29.													
30.													
31.													
32.													
33.													
34.													
35.													
36.													
37.													

Remarques:

Période de début : .... Période de fin : ....

Mois & Année:		Missions :	Semaine :					Semaine :				
Sujet:												
Section:												
			Jour	L	M	M	J	V	L	M	M	J	V
Noms des étudiants :	Remarques:		Date										
1.													
2.													
3.													
4.													
5.													
6.													
7.													
8.													
9.													
10.													
11.													
12.													
13.													
14.													
15.													
16.													
17.													
18.													
19.													
20.													
21.													
22.													
23.													
24.													
25.													
26.													
27.													
28.													
29.													
30.													
31.													
32.													
33.													
34.													
35.													
36.													
37.													

Remarques:

Période de début : .... Période de fin : ....

Mois & Année:			Semaine :	Semaine :
Sujet:		Missions :		
Section:				
Noms des étudiants :	Remarques:	Jour → Date →	L M M J V	L M M J V
1.				
2.				
3.				
4.				
5.				
6.				
7.				
8.				
9.				
10.				
11.				
12.				
13.				
14.				
15.				
16.				
17.				
18.				
19.				
20.				
21.				
22.				
23.				
24.				
25.				
26.				
27.				
28.				
29.				
30.				
31.				
32.				
33.				
34.				
35.				
36.				
37.				

Remarques:

Période de début : .... Période de fin : ....

Mois & Année:		Missions :	Semaine :					Semaine :				
Sujet:												
Section:												
			Jour	L	M	M	J	V	L	M	M	J	V
Noms des étudiants :	Remarques:	Date										
1.												
2.												
3.												
4.												
5.												
6.												
7.												
8.												
9.												
10.												
11.												
12.												
13.												
14.												
15.												
16.												
17.												
18.												
19.												
20.												
21.												
22.												
23.												
24.												
25.												
26.												
27.												
28.												
29.												
30.												
31.												
32.												
33.												
34.												
35.												
36.												
37.												

Remarques:

Période de début : .... Période de fin : ....

Mois & Année:
Sujet:
Section:

Missions :

Semaine :   Semaine :

Jour →
Date →

Noms des étudiants :	Remarques :	L	M	M	J	V	L	M	M	J	V
1.											
2.											
3.											
4.											
5.											
6.											
7.											
8.											
9.											
10.											
11.											
12.											
13.											
14.											
15.											
16.											
17.											
18.											
19.											
20.											
21.											
22.											
23.											
24.											
25.											
26.											
27.											
28.											
29.											
30.											
31.											
32.											
33.											
34.											
35.											
36.											
37.											

Remarques:

Période de début : .... Période de fin : ....

Mois & Année:		Missions :	Semaine :					Semaine :				
Sujet:												
Section:												
			Jour									
Noms des étudiants :	Remarques:		Date									
			L	M	M	J	V	L	M	M	J	V
1.												
2.												
3.												
4.												
5.												
6.												
7.												
8.												
9.												
10.												
11.												
12.												
13.												
14.												
15.												
16.												
17.												
18.												
19.												
20.												
21.												
22.												
23.												
24.												
25.												
26.												
27.												
28.												
29.												
30.												
31.												
32.												
33.												
34.												
35.												
36.												
37.												

Remarques:

Période de début : .... Période de fin : ....

Mois & Année:		Missions :	Semaine :					Semaine :				
Sujet:												
Section:												
		Jour / Date	L	M	M	J	V	L	M	M	J	V
Noms des étudiants :	Remarques:											
1.												
2.												
3.												
4.												
5.												
6.												
7.												
8.												
9.												
10.												
11.												
12.												
13.												
14.												
15.												
16.												
17.												
18.												
19.												
20.												
21.												
22.												
23.												
24.												
25.												
26.												
27.												
28.												
29.												
30.												
31.												
32.												
33.												
34.												
35.												
36.												
37.												

Remarques:

Période de début : .... Période de fin : ....

Mois & Année:
Sujet:
Section:

Missions :

Semaine : | Semaine :

Jour ↗
Date ↗

Noms des étudiants :	Remarques:	L	M	M	J	V	L	M	M	J	V
1.											
2.											
3.											
4.											
5.											
6.											
7.											
8.											
9.											
10.											
11.											
12.											
13.											
14.											
15.											
16.											
17.											
18.											
19.											
20.											
21.											
22.											
23.											
24.											
25.											
26.											
27.											
28.											
29.											
30.											
31.											
32.											
33.											
34.											
35.											
36.											
37.											

Remarques:

Période de début : .... Période de fin : ....

Mois & Année:		Missions :	Semaine :					Semaine :				
Sujet:												
Section:												
		Jour →	L	M	M	J	V	L	M	M	J	V
Noms des étudiants :	Remarques:	Date →										
1.												
2.												
3.												
4.												
5.												
6.												
7.												
8.												
9.												
10.												
11.												
12.												
13.												
14.												
15.												
16.												
17.												
18.												
19.												
20.												
21.												
22.												
23.												
24.												
25.												
26.												
27.												
28.												
29.												
30.												
31.												
32.												
33.												
34.												
35.												
36.												
37.												

Remarques:

Période de début : .... Période de fin : ....

Mois & Année:		Missions :	Semaine :					Semaine :				
Sujet:												
Section:												
		Jour	L	M	M	J	V	L	M	M	J	V
Noms des étudiants :	Remarques:	Date										
1.												
2.												
3.												
4.												
5.												
6.												
7.												
8.												
9.												
10.												
11.												
12.												
13.												
14.												
15.												
16.												
17.												
18.												
19.												
20.												
21.												
22.												
23.												
24.												
25.												
26.												
27.												
28.												
29.												
30.												
31.												
32.												
33.												
34.												
35.												
36.												
37.												

Remarques:

Période de début : ....   Période de fin : ....

Mois & Année:
Sujet:
Section:

Noms des étudiants :	Remarques:	Missions :	Jour → Date →	Semaine : L M M J V	Semaine : L M M J V
1.					
2.					
3.					
4.					
5.					
6.					
7.					
8.					
9.					
10.					
11.					
12.					
13.					
14.					
15.					
16.					
17.					
18.					
19.					
20.					
21.					
22.					
23.					
24.					
25.					
26.					
27.					
28.					
29.					
30.					
31.					
32.					
33.					
34.					
35.					
36.					
37.					

Remarques:

Période de début : .... Période de fin : ....

Mois & Année:		Missions :	Semaine :					Semaine :				
Sujet:												
Section:			Jour									
Noms des étudiants :	Remarques:		Date	L	M	M	J	V	L	M	M	J	V
1.													
2.													
3.													
4.													
5.													
6.													
7.													
8.													
9.													
10.													
11.													
12.													
13.													
14.													
15.													
16.													
17.													
18.													
19.													
20.													
21.													
22.													
23.													
24.													
25.													
26.													
27.													
28.													
29.													
30.													
31.													
32.													
33.													
34.													
35.													
36.													
37.													

Remarques:

Période de début : .... Période de fin : ....

Mois & Année:		Missions :	Semaine :	Semaine :
Sujet:				
Section:				
		Jour →	L M M J V	L M M J V
Noms des étudiants :	Remarques:	Date →		
1.				
2.				
3.				
4.				
5.				
6.				
7.				
8.				
9.				
10.				
11.				
12.				
13.				
14.				
15.				
16.				
17.				
18.				
19.				
20.				
21.				
22.				
23.				
24.				
25.				
26.				
27.				
28.				
29.				
30.				
31.				
32.				
33.				
34.				
35.				
36.				
37.				

Remarques:

Période de début : ....   Période de fin : ....

Mois & Année:		Missions :	Semaine :	Semaine :
Sujet:				
Section:				

Noms des étudiants :	Remarques:	Jour / Date	L	M	M	J	V	L	M	M	J	V
1.												
2.												
3.												
4.												
5.												
6.												
7.												
8.												
9.												
10.												
11.												
12.												
13.												
14.												
15.												
16.												
17.												
18.												
19.												
20.												
21.												
22.												
23.												
24.												
25.												
26.												
27.												
28.												
29.												
30.												
31.												
32.												
33.												
34.												
35.												
36.												
37.												

Remarques:

Période de début : .... Période de fin : ....

Mois & Année:		Missions :	Semaine :					Semaine :				
Sujet:												
Section:												
Noms des étudiants :	Remarques:	Jour / Date	L	M	M	J	V	L	M	M	J	V
1.												
2.												
3.												
4.												
5.												
6.												
7.												
8.												
9.												
10.												
11.												
12.												
13.												
14.												
15.												
16.												
17.												
18.												
19.												
20.												
21.												
22.												
23.												
24.												
25.												
26.												
27.												
28.												
29.												
30.												
31.												
32.												
33.												
34.												
35.												
36.												
37.												

Remarques:

Période de début : .... Période de fin : ....

Mois & Année:		Missions :	Semaine :					Semaine :				
Sujet:												
Section:												
Noms des étudiants :	Remarques:	Jour / Date	L	M	M	J	V	L	M	M	J	V
1.												
2.												
3.												
4.												
5.												
6.												
7.												
8.												
9.												
10.												
11.												
12.												
13.												
14.												
15.												
16.												
17.												
18.												
19.												
20.												
21.												
22.												
23.												
24.												
25.												
26.												
27.												
28.												
29.												
30.												
31.												
32.												
33.												
34.												
35.												
36.												
37.												

Remarques:

Période de début : .... Période de fin : ....

Mois & Année:				Missions :	Semaine :					Semaine :				
Sujet:														
Section:			Jour →		L	M	M	J	V	L	M	M	J	V
Noms des étudiants :	Remarques:		Date →											
1.														
2.														
3.														
4.														
5.														
6.														
7.														
8.														
9.														
10.														
11.														
12.														
13.														
14.														
15.														
16.														
17.														
18.														
19.														
20.														
21.														
22.														
23.														
24.														
25.														
26.														
27.														
28.														
29.														
30.														
31.														
32.														
33.														
34.														
35.														
36.														
37.														

Remarques:

Période de début : .... Période de fin : ....

Mois & Année:		Missions :	Semaine :					Semaine :				
Sujet:												
Section:												
			L	M	M	J	V	L	M	M	J	V
Noms des étudiants :	Remarques:	Jour / Date										
1.												
2.												
3.												
4.												
5.												
6.												
7.												
8.												
9.												
10.												
11.												
12.												
13.												
14.												
15.												
16.												
17.												
18.												
19.												
20.												
21.												
22.												
23.												
24.												
25.												
26.												
27.												
28.												
29.												
30.												
31.												
32.												
33.												
34.												
35.												
36.												
37.												

Remarques:

Période de début : .... Période de fin : ....

Mois & Année:		Missions :	Semaine :					Semaine :				
Sujet:												
Section:												
		Jour →	L	M	M	J	V	L	M	M	J	V
Noms des étudiants :	Remarques:	Date →										
1.												
2.												
3.												
4.												
5.												
6.												
7.												
8.												
9.												
10.												
11.												
12.												
13.												
14.												
15.												
16.												
17.												
18.												
19.												
20.												
21.												
22.												
23.												
24.												
25.												
26.												
27.												
28.												
29.												
30.												
31.												
32.												
33.												
34.												
35.												
36.												
37.												

Remarques:

Période de début : .... Période de fin : ....

Mois & Année:		Missions :	Semaine :					Semaine :				
Sujet:												
Section:												
			Jour	L	M	M	J	V	L	M	M	J	V
Noms des étudiants :	Remarques:		Date										
1.													
2.													
3.													
4.													
5.													
6.													
7.													
8.													
9.													
10.													
11.													
12.													
13.													
14.													
15.													
16.													
17.													
18.													
19.													
20.													
21.													
22.													
23.													
24.													
25.													
26.													
27.													
28.													
29.													
30.													
31.													
32.													
33.													
34.													
35.													
36.													
37.													

Remarques:

Période de début : .... Période de fin : ....

Mois & Année:		Missions :	Semaine :	Semaine :
Sujet:				
Section:				
			Jour →	L M M J V	L M M J V
Noms des étudiants :	Remarques:		Date →		

1.
2.
3.
4.
5.
6.
7.
8.
9.
10.
11.
12.
13.
14.
15.
16.
17.
18.
19.
20.
21.
22.
23.
24.
25.
26.
27.
28.
29.
30.
31.
32.
33.
34.
35.
36.
37.

Remarques:

Période de début : .... Période de fin : ....

Mois & Année:		Missions :	Semaine :	Semaine :
Sujet:				
Section:				

Noms des étudiants :	Remarques:	Jour → Date →	L	M	M	J	V	L	M	M	J	V
1.												
2.												
3.												
4.												
5.												
6.												
7.												
8.												
9.												
10.												
11.												
12.												
13.												
14.												
15.												
16.												
17.												
18.												
19.												
20.												
21.												
22.												
23.												
24.												
25.												
26.												
27.												
28.												
29.												
30.												
31.												
32.												
33.												
34.												
35.												
36.												
37.												

Remarques:

Période de début : .... Période de fin : ....

Mois & Année:
Sujet:
Section:

Missions :

Semaine : | Semaine :

Jour / Date

Noms des étudiants :	Remarques:	L	M	M	J	V	L	M	M	J	V
1.											
2.											
3.											
4.											
5.											
6.											
7.											
8.											
9.											
10.											
11.											
12.											
13.											
14.											
15.											
16.											
17.											
18.											
19.											
20.											
21.											
22.											
23.											
24.											
25.											
26.											
27.											
28.											
29.											
30.											
31.											
32.											
33.											
34.											
35.											
36.											
37.											

Remarques:

Période de début : .... Période de fin : ....

Mois & Année:		Missions :	Semaine :					Semaine :				
Sujet:												
Section:												
			Jour									
Noms des étudiants :	Remarques:		Date	L	M	M	J	V	L	M	M	J	V
1.													
2.													
3.													
4.													
5.													
6.													
7.													
8.													
9.													
10.													
11.													
12.													
13.													
14.													
15.													
16.													
17.													
18.													
19.													
20.													
21.													
22.													
23.													
24.													
25.													
26.													
27.													
28.													
29.													
30.													
31.													
32.													
33.													
34.													
35.													
36.													
37.													

Remarques:

Période de début : .... Période de fin : ....

Mois & Année:			Missions :	Semaine :					Semaine :				
Sujet:													
Section:													
		Jour →		L	M	M	J	V	L	M	M	J	V
Noms des étudiants :	Remarques:	Date →											
1.													
2.													
3.													
4.													
5.													
6.													
7.													
8.													
9.													
10.													
11.													
12.													
13.													
14.													
15.													
16.													
17.													
18.													
19.													
20.													
21.													
22.													
23.													
24.													
25.													
26.													
27.													
28.													
29.													
30.													
31.													
32.													
33.													
34.													
35.													
36.													
37.													

Remarques:

Période de début : .... Période de fin : ....

Mois & Année:		Missions :	Semaine :					Semaine :				
Sujet:												
Section:			Jour									
Noms des étudiants :	Remarques:		Date	L	M	M	J	V	L	M	M	J	V
1.													
2.													
3.													
4.													
5.													
6.													
7.													
8.													
9.													
10.													
11.													
12.													
13.													
14.													
15.													
16.													
17.													
18.													
19.													
20.													
21.													
22.													
23.													
24.													
25.													
26.													
27.													
28.													
29.													
30.													
31.													
32.													
33.													
34.													
35.													
36.													
37.													

Remarques:

Période de début : .... Période de fin : ....

Mois & Année:		Missions :	Semaine :					Semaine :				
Sujet:												
Section:												
Noms des étudiants :	Remarques:	Jour / Date	L	M	M	J	V	L	M	M	J	V
1.												
2.												
3.												
4.												
5.												
6.												
7.												
8.												
9.												
10.												
11.												
12.												
13.												
14.												
15.												
16.												
17.												
18.												
19.												
20.												
21.												
22.												
23.												
24.												
25.												
26.												
27.												
28.												
29.												
30.												
31.												
32.												
33.												
34.												
35.												
36.												
37.												

Remarques:

Période de début : .... Période de fin : ....

Mois & Année:		Missions :	Semaine :	Semaine :
Sujet:				
Section:				
		Jour / Date	L M M J V	L M M J V

Noms des étudiants :	Remarques:		
1.			
2.			
3.			
4.			
5.			
6.			
7.			
8.			
9.			
10.			
11.			
12.			
13.			
14.			
15.			
16.			
17.			
18.			
19.			
20.			
21.			
22.			
23.			
24.			
25.			
26.			
27.			
28.			
29.			
30.			
31.			
32.			
33.			
34.			
35.			
36.			
37.			

Remarques:

Période de début : .... Période de fin : ....

Mois & Année:		Missions :	Semaine :					Semaine :				
Sujet:												
Section:												
		Jour →	L	M	M	J	V	L	M	M	J	V
Noms des étudiants :	Remarques:	Date →										
1.												
2.												
3.												
4.												
5.												
6.												
7.												
8.												
9.												
10.												
11.												
12.												
13.												
14.												
15.												
16.												
17.												
18.												
19.												
20.												
21.												
22.												
23.												
24.												
25.												
26.												
27.												
28.												
29.												
30.												
31.												
32.												
33.												
34.												
35.												
36.												
37.												

Remarques:

Période de début : .... Période de fin : ....

Mois & Année:		Missions :	Semaine :					Semaine :				
Sujet:												
Section:												
			Jour									
Noms des étudiants :	Remarques:		Date	L	M	M	J	V	L	M	M	J	V
1.												
2.												
3.												
4.												
5.												
6.												
7.												
8.												
9.												
10.												
11.												
12.												
13.												
14.												
15.												
16.												
17.												
18.												
19.												
20.												
21.												
22.												
23.												
24.												
25.												
26.												
27.												
28.												
29.												
30.												
31.												
32.												
33.												
34.												
35.												
36.												
37.												

Remarques:

www.ingramcontent.com/pod-product-compliance
Lightning Source LLC
Chambersburg PA
CBHW081710100526
44590CB00022B/3729